Salve Sus Riñones

by

Philip J. Tuso, M.D.

Bloomington, IN 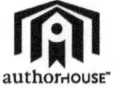 Milton Keynes, UK

authorHOUSE

AuthorHouse™
1663 Liberty Drive, Suite 200
Bloomington, IN 47403
www.authorhouse.com
Phone: 1-800-839-8640

AuthorHouse™ UK Ltd.
500 Avebury Boulevard
Central Milton Keynes, MK9 2BE
www.authorhouse.co.uk
Phone: 08001974150

ISBN: 978-1-4259-3044-8 (sc)

Printed in the United States of America
Bloomington, Indiana
This book is printed on acid-free paper.

Library of Congress Control Number: 2006908209

Descargo de responsabilidad

Este libro fue escrito para ayudar a las personas que tienen enfermedad renal, y a quienes están en riesgo de desarrollarla, a comprender de qué manera pueden salvar sus riñones. El creador de este libro no garantiza o asume ninguna responsabilidad legal o responsabilidad por la exactitud, la utilidad o la falta de datos de la información incluida en este libro.

El autor de este libro no aprueba o recomienda ninguno de los productos, procesos o servicios comerciales que se mencionan en este libro. Las consideraciones y opiniones del autor expresadas en este libro no necesariamente declaran o reflejan las consideraciones y opiniones del equipo de profesionales de la salud, el nefrólogo o el médico de cabecera que lo atiende a usted.

Este libro es un trabajo de ficción. Los nombres, personajes, lugares e incidentes son producto de la imaginación del autor o se utilizan en forma ficticia. Toda semejanza con eventos o personas reales, vivas o no, es absoluta coincidencia.

No es intención del autor de este libro brindar asesoramiento médico específico, sino más bien ofrecer a los lectores información sobre la enfermedad renal. No se está brindando asesoramiento médico específico. El autor le recomienda consultar a su médico especialista para recibir un diagnóstico y obtener respuestas a sus inquietudes personales.

Tabla de Contenidos

Descargo de responsabilidad   v

I. Introducción   1

II. Conozca la enfermedad renal   4

    ¿Qué es un riñón?   4
    ¿Qué es la enfermedad renal o insuficiencia renal?   6
    ¿Qué causa la enfermedad renal?   7
    ¿Cómo se diagnostica la enfermedad renal?   8
    ¿Cuáles son los signos de la enfermedad renal?   9
    ¿Qué hacen los riñones?   10
    ¿Cómo saber si se tiene enfermedad renal?   12
    ¿Cómo podemos salvar nuestros riñones?   13
    Evaluación de las enfermedades renales   15
    Prueba sobre análisis de sangre y tratamientos   16
    Prueba sobre manejo de la enfermedad renal   17
    Resultados y objetivos mensurables   18

III. Salve sus riñones   20

    La función del riñón y el estadio renal   20
    ¿Por qué es tan importante la terapia renal?   25
    Reducir la presión dentro de los riñones   29
    Reducir la presión fuera de los riñones   33
    Reducir el deterioro dentro del riñón   40
    Procurar tratamiento para los niveles altos de colesterol   43
    Conozca sus medicaciones   44
    Medicamentos que pueden requerir modificación
        de la dosis cuando hay insuficiencia renal   46

IV. Complicaciones de la enfermedad renal   47

    Evitar la desnutrición   47
    Evitar la anemia   52
    Evitar la enfermedad ósea   54
    Evitar las infecciones por Hepatitis B   60

V. La terapia de reemplazo renal   61

    Hemodiálisis   62
    Diálisis peritoneal   65
    Transplante   67
    No realizar tratamiento   70

VI. Conclusión   71

VII. Referencias   72

VIII. Recursos   73

I. Introducción

En el mundo existen dos tipos de riñones: el "riñón salvado" y el "riñón no salvado". El riñón salvado se ve limpio y saludable. El riñón no salvado se ve oscuro y enfermo.

En la portada de los libros hay tres círculos en los que se encuentran las palabras "Salve sus riñones". Cada círculo representa una sección de cruce de un vaso sanguíneo dentro del riñón. Cuando los vasos sanguíneos se enferman hacen que la luz del vaso se ocluya como se muestra a continuación.

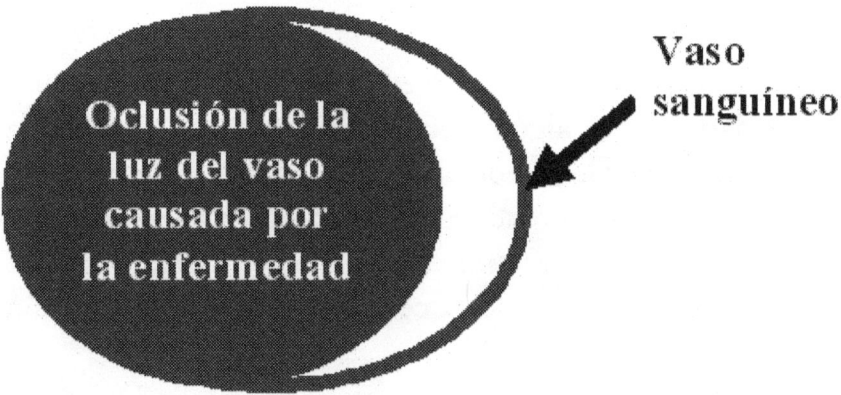

Los vasos sanguíneos ocluidos o enfermos con frecuencia no se salvan y producen riñones no salvados e insuficiencia renal. El objetivo del programa "Salve sus riñones" es tomar los riñones salvados y evitar que se conviertan en riñones no salvados.

Cuando comenzamos a tratar una enfermedad renal iniciamos un plan para evitar más lesiones en los vasos o más oclusión de los vasos sanguíneos. En consecuencia, el riñón permanece sano y vive más tiempo. Evitamos que el riñón salvado se convierta en un riñón no salvado.

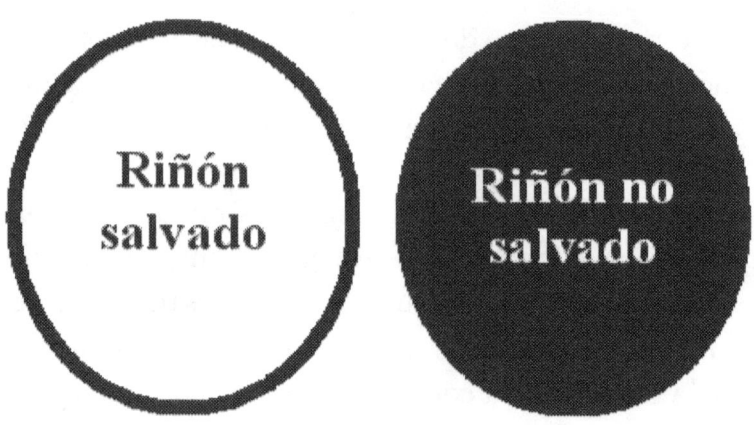

Todos los que lean este libro están en riesgo de desarrollar enfermedad renal en algún momento de sus vidas. Prevenir la enfermedad vascular y la oclusión de los vasos sanguíneos es el tratamiento y la prevención más eficaz para la enfermedad renal. También es el tratamiento y la prevención más eficaz para la cardiopatía, el accidente cerebrovascular, la alta presión arterial y la diabetes.

A pesar de que yo haya puesto a este libro el título "Salve sus riñones", es posible usar las lecciones de este libro para "Salvar su corazón" (evitar el ataque cardíaco), "Salvar su cerebro (evitar el accidente cerebrovascular), y Salvar su vida". Prácticamente todo se relaciona con las tuberías. Nuestro objetivo es mantener los vasos abiertos y fuertes.

Este objetivo se puede alcanzar mediante un proceso muy simple que le enseñaremos en este libro.

- Conocer sus valores
- Conocer sus objetivos para el cuidado de la salud

- Determinar el plan para lograr los objetivos
- Escribirlos
- Revisarlos en forma regular

Otros consejos

- Ajustar la estrategia y los objetivos según sea necesario
- Hablar con su proveedor del cuidado de la salud si tiene dificultades para alcanzar sus objetivos
- Establecer un nuevo objetivo cuando se alcanza el actual.
- Tener una actitud positiva y divertirse

II. Conozca la enfermedad renal

¿Qué es un riñón?

La primera pregunta obvia es "¿qué es la enfermedad renal?" Nacemos con dos riñones que se encuentran ubicados en la mitad de la espalda, uno a cada lado de la columna. Cada riñón tiene el tamaño aproximado de su puño. La unidad excretora básica del riñón humano se denomina nefrón. Un riñón humano contiene millones de nefrones. La sangre que debe ser limpiada ingresa a los riñones a través de la arteria renal. Después de que los millones de pequeños nefrones limpian la sangre en los riñones, ésta regresa al cuerpo a través de la vena renal. El exceso de agua y productos de desecho se excreta en la orina. La orina se excreta del riñón hacia un tubo muy pequeño llamado uréter. Cada riñón se conecta a un único uréter que lleva la orina hacia la vejiga donde se almacena hasta que vamos al baño. La orina se elimina del cuerpo a través de la uretra.

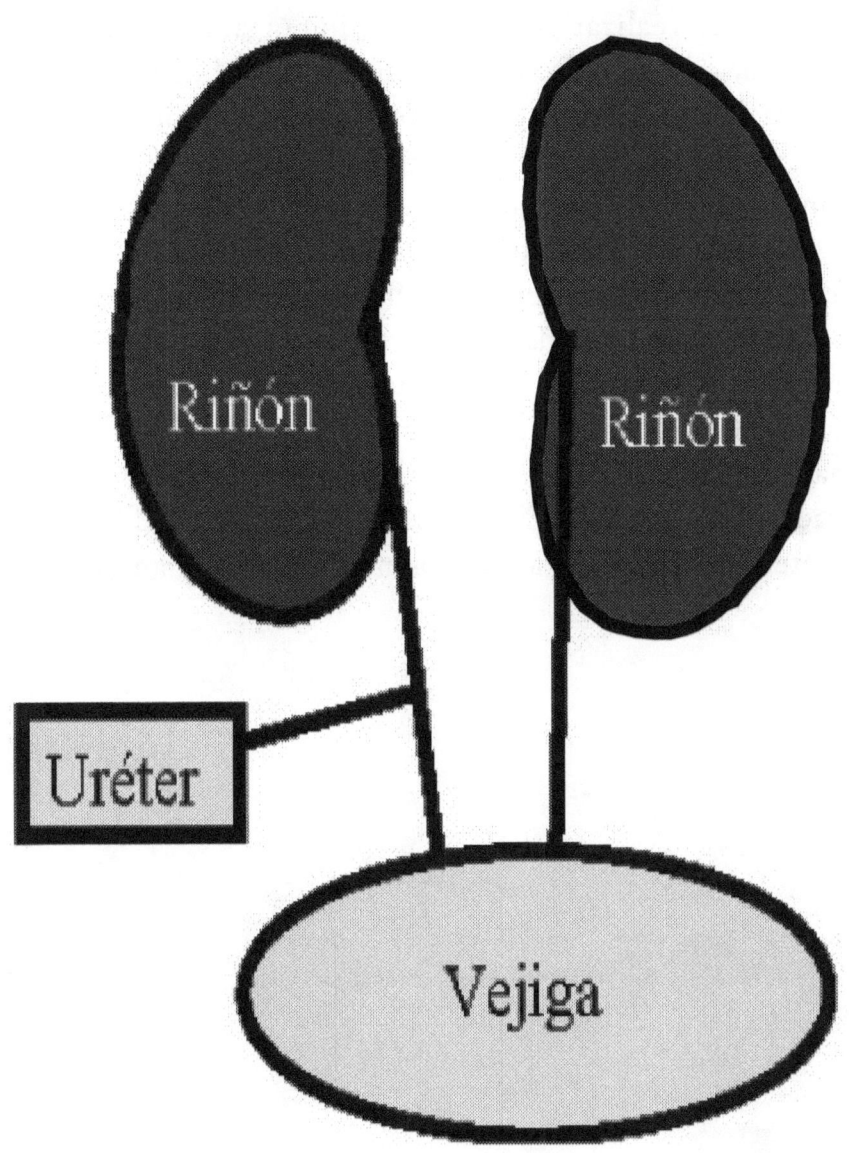

¿Qué es la enfermedad renal o insuficiencia renal?

La insuficiencia renal es la pérdida de la capacidad de los riñones para realizar sus funciones importantes de manera adecuada, por ejemplo, la excreción de desechos y agua. La mayoría de las enfermedades renales destruyen a ambos riñones a la vez y el deterioro se puede producir lentamente a lo largo de muchos años. Generalmente, el proceso es indoloro. La mayoría de las personas con enfermedad renal ni siquiera saben que la tienen. Comúnmente, la pérdida gradual de la función renal se llama enfermedad renal crónica o ERC. Las personas con enfermedad renal crónica pueden seguir desarrollando insuficiencia renal permanente. La enfermedad de insuficiencia renal permanente total se denomina Enfermedad Renal en Estadio Terminal (ERET). Las personas con ERET deben someterse a diálisis o a transplantes para permanecer con vida.

¿Qué causa la enfermedad renal?

En los Estados Unidos, alrededor de 20 millones de estadounidenses tienen Enfermedad Renal Crónica (ERC). Las causas más comunes de ERC son la diabetes mellitus y la alta presión arterial. Las causas menos comunes de ERC son la glomerulonefritis (inflamación de los riñones), la enfermedad renal poliquística (muchos quistes dentro y fuera del riñón) y la obstrucción de los conductos que envían la orina desde el riñón hacia la vejiga. Las causas comunes de obstrucción son los cálculos renales y el cáncer. La tasa de mortalidad al año de la enfermedad renal grave puede ser tan alta como la de la insuficiencia renal, del 50%. Esto significa que al final de un período de cinco años, morirá una de cada dos personas con insuficiencia renal.

¿Cómo se diagnostica la enfermedad renal?

El diagnóstico de enfermedad renal se puede obtener utilizando tres pruebas sencillas. Estas pruebas incluyen un análisis de orina para determinar los niveles de proteínas o albúmina (proteinuria), el cálculo del porcentaje de función renal a partir de un análisis de sangre y un estudio por ecografía de los riñones. Los pacientes con insuficiencia renal con frecuencia tienen proteínas en la orina, los análisis de laboratorio muestran un bajo porcentaje de función renal y en las ecografías se ven riñones pequeños (con menos de 10 centímetros de longitud). En algunos pacientes, las pruebas sencillas no sirven para diagnosticar enfermedad renal y el médico tratante puede recomendar una biopsia renal para confirmar la causa de la enfermedad renal. Después del diagnóstico de enfermedad renal, con frecuencia se deriva al paciente a un especialista en riñones o nefrólogo. El nefrólogo ayudará a manejar las complicaciones de la enfermedad renal, entre las que se pueden incluir la uremia (acumulación del exceso de desechos en el cuerpo), anemia (bajos recuentos sanguíneos) y enfermedad ósea.

¿Cuáles son los signos de la enfermedad renal?

Los signos y síntomas de una persona que tiene insuficiencia renal pueden ser aumento o disminución de la cantidad de orina, fatiga, picazón, pérdida del apetito, pérdida de peso no intencional, náuseas y vómitos, hinchazón, mareos, dificultad para concentrarse, aumento de la presión arterial, oscurecimiento de la piel, calambres musculares, dolor de cabeza, hemorragia o magulladuras que aparecen con facilidad e hipo frecuente.

¿Qué hacen los riñones?

Cuando los riñones dejan de hacer su trabajo, el agua y los desechos se acumulan en el cuerpo. Si no podemos eliminar el agua de nuestro cuerpo comenzamos a hincharnos. La hinchazón puede presentarse en primer lugar en el rostro alrededor de los ojos y eventualmente en las piernas. Esto se denomina edema. El aumento de la cantidad de agua en el cuerpo puede eventualmente hacer presión sobre el corazón y podría derramarse líquido hacia dentro de los pulmones. Esto produce falta de aliento y puede aumentar la presión arterial.

La urea es un producto de ruptura de la proteína que se elimina del cuerpo mediante la excreción en la orina. La urea es tóxica para el cuerpo y debe ser eliminada a diario. Cuando se acumula urea en el cuerpo de una persona con insuficiencia renal, ésta puede perder el apetito y sufrir dolores de cabeza y sentirse cansada todo el tiempo. En los casos graves, la insuficiencia renal puede causar confusión y hasta muerte súbita. Hace cuarenta años no existían tratamientos para la insuficiencia renal. Actualmente se trata con diálisis o transplantes.

Nuestros riñones ejercen numerosas funciones importantes. En primer lugar, eliminan el exceso de líquidos del cuerpo. Cuando bebemos líquidos, los riñones determinan la cantidad de líquidos que necesitamos en el cuerpo para mantenernos sanos y cuánto se debe eliminar. El exceso de líquidos se elimina a través de la orina. La otra función vital del riñón es la eliminación de la sal. Una dieta con alto contenido de sal puede aumentar la presión arterial y hacer que nos sintamos hinchados a causa de la retención de líquidos. Cuando comemos una comida salada, el riñón controla la cantidad de sal que necesitamos en el cuerpo y cuánto se debe eliminar a través de la orina. En la insuficiencia renal, el cuerpo no se puede deshacer de la sal y la presión arterial aumenta incluso aunque comamos una dieta con bajo contenido de sal.

Como se dijo anteriormente, el riñón elimina las toxinas o los productos de desecho generados por la digestión de alimentos y la reconstitución de los músculos, huesos y otros órganos vitales. Los desechos se eliminan del cuerpo a través de las feces y la orina.

El riñón también produce dos hormonas importantes para el mantenimiento de la fortaleza de los huesos y que aseguran que tengamos suficientes glóbulos rojos para transportar oxígeno por todo el cuerpo. El riñón produce la forma activa de la Vitamina D. La Vitamina D se genera en la piel como consecuencia de la exposición a la luz solar. La Vitamina D también puede ser absorbida de los alimentos a través del tracto intestinal. La Vitamina D se debe activar para ayudarnos a absorber los minerales que mantienen los huesos fuertes. La activación de la Vitamina D se produce en primer lugar en el hígado y luego en los riñones. Cuando el hígado o los riñones fallan, no podemos producir Vitamina D activa y los huesos comienzan a quebrarse en forma gradual.

Los riñones también producen una hormona llamada eritropoyetina o EPO. Esta hormona le indica a la médula ósea que produzca más glóbulos rojos cuando éstos envejecen y mueren. Sin la EPO nos volvemos anémicos y podemos sentirnos cansados y sufrir falta de energía.

¿Cómo saber si se tiene enfermedad renal?

Es posible saber si se tiene enfermedad renal a través de análisis de sangre y de orina. La gravedad de la enfermedad renal se puede determinar calculando la función renal y comparándola con la función renal normal para nuestra edad. Con este concepto podemos dividir la enfermedad renal en diferentes estadios, tales como enfermedad renal leve, moderada, grave e insuficiencia renal. Una persona con enfermedad renal debe saber el porcentaje en que funciona normalmente su riñón. Esta información ayuda al paciente y al médico a desarrollar un plan de tratamiento. Obviamente, habrá más urgencia en desarrollar un plan de tratamiento si la función renal es del 30% que si fuera del 80%. Además, su médico podrá recomendarle una dieta específica y medicamentos que deberá comenzar a tomar si la función renal decae a menos del 30%. Cuando la función renal cae por debajo del 20% es momento de prepararse mental y físicamente para una terapia de reemplazo renal.

¿Cómo podemos salvar nuestros riñones?

El tema principal de este libro es "Salve sus riñones" y mostrarle cómo disminuir o incluso evitar la enfermedad renal. Las personas que tienen enfermedad renal deben ser proactivas y deben desarrollar un plan para salvar la función renal restante de modo de poder demorar la aparición de insuficiencia renal en su tratamiento. Por ejemplo, si una persona tiene una función renal del 50% y no hace nada para ayudar a sus riñones, éstos pueden perder el 10% de su función por año y requerir diálisis al cabo de cuatro años. No obstante, si la misma persona puede desarrollar un plan de tratamiento que ayude a prevenir lesiones en los riñones, éstos podrían perder sólo el 5% de su función por año y no requerir diálisis durante 8-10 años. Si se puede disminuir la pérdida de la función renal al 1% por año, es posible que el paciente nunca requiera diálisis.

Los riñones son órganos vasculares que reciben sangre proveniente del corazón. Los vasos sanguíneos del cuerpo se pueden comparar con el sistema de tuberías de una casa. A medida que las tuberías de la casa se obstruyen con suciedad, cabello y herrumbre, el flujo de agua que pasa a través de las tuberías se ve afectado. Esto puede resultar en una disminución de la presión de agua o incluso en una pérdida que requiere un recambio de la tubería. Enfermedades como la diabetes mellitus, la alta presión arterial, el elevado nivel de colesterol, la obesidad y las lesiones causadas por los productos tabacaleros afectan el sistema de tuberías del cuerpo y obstruyen y lesionan los vasos sanguíneos. Con el tiempo, si no se tratan estas enfermedades, los vasos que se dirigen hacia los órganos vitales (cerebro, corazón y riñones) ocluyen y dañan al órgano que abastece de sangre. Por lo tanto, para proteger al riñón del daño y prevenir más pérdida de la función renal, debemos controlar la presión arterial, el nivel de azúcar en la sangre (si se tiene diabetes mellitus), evitar la obesidad, controlar el nivel de colesterol, evitar las toxinas renales y dejar de fumar.

¿Está haciendo todo lo posible para

Salvar sus Riñones?

Evaluación de las enfermedades renales

Antes de comenzar a recorrer el camino hacia la protección renal, hagamos una autoevaluación de lo que sabemos acerca de los estudios que deberían realizarse anualmente para evaluar la función renal y si usted comprende los objetivos de cuidado de la salud de su riñón. En cada pregunta, anótese un punto cuando responda "sí" y cero puntos cuando responda "no".

Prueba sobre análisis de sangre y tratamientos

❏ ¿Sabe cuál es el estadio de su enfermedad renal?

❏ ¿Se hizo un análisis de sangre para determinar la función renal durante el último año?

❏ ¿Se hizo un análisis de orina para determinar el nivel de proteínas durante el último año?

❏ ¿Se controló la presión arterial durante el último año?

❏ ¿Toma medicamento para la presión arterial que disminuye la presión dentro de los riñones?

❏ ¿Toma medicamento para la presión arterial que disminuye la presión fuera de los riñones?

❏ ¿Se hizo un análisis de sangre para determinar el nivel de creatinina sérica durante el último año?

❏ ¿Se hizo un análisis de sangre para determinar el nivel sérico de colesterol durante el último año?

❏ ¿Se hizo un análisis de sangre para detectar diabetes el último año?

❏ ¿Recibió una lista de los medicamentos que perjudican sus riñones?

Si sumó 8-10 puntos, se le está realizando evaluación y tratamiento adecuados para la enfermedad renal.

Si sumó 7 o menos, entonces tiene la oportunidad de mejorar el cuidado de sus riñones.

Prueba sobre manejo de la enfermedad renal

- ❑ ¿Su presión arterial es inferior a 130/80 mmHg?
- ❑ ¿Su nivel sérico de hematocrito es superior al 30 por ciento?
- ❑ ¿Su nivel sérico de albúmina es superior a 3.5 gramos por decilitro?
- ❑ ¿Su nivel sérico de potasio es inferior a 5.5 miliequivalentes por litro?
- ❑ ¿Su nivel sérico de calcio está entre 8.4 y 9.5 miligramos por decilitro?
- ❑ ¿Su nivel sérico de fósforo es inferior a 5.5 miligramos por decilitro?
- ❑ ¿Su nivel de hormona paratiroidea es inferior a 180 picogramos por mililitro?
- ❑ ¿Su nivel sérico de lipoproteínas de baja densidad (LDL) es inferior a 100 miligramos por decilitro?
- ❑ Si tiene diabetes, ¿su nivel de HgbA1C es inferior al 6.5%?
- ❑ ¿Es positivo para el anticuerpo de superficie de la Hepatitis B?

Si sumó 8-10 puntos, cumple con la mayoría de los objetivos de manejo y está optimizando su capacidad para disminuir la progresión de la enfermedad renal.

Si sumó 7 o menos, entonces no está cumpliendo con los objetivos de manejo y está aumentando el riesgo de desarrollar insuficiencia renal y de tener la necesidad de comenzar diálisis.

Resultados y objetivos mensurables

El riñón es con seguridad un órgano sorprendente que mantiene el equilibrio de nuestro cuerpo. Sin una buena estrategia a largo plazo, se asume el riesgo de morir a causa de las complicaciones de la enfermedad vascular y la insuficiencia renal. Cuando los riñones están enfermos, los electrolitos y las hormonas se desequilibran. Se deben hacer análisis de sangre para asegurar que los riñones estén funcionando correctamente.

El médico le dará un plan de tratamiento y debe entregarle una copia de los resultados de los análisis de laboratorio. Si no lo hiciera, debe pedirle a su médico los resultados de sus análisis. Todos los resultados de los análisis deben conservarse en una carpeta o cuaderno para recurrir a ellos con facilidad. Cuando obtenga los resultados de los análisis de laboratorio, asegúrese de que se hayan realizado todas las pruebas necesarias para evaluar la función renal. En esta sección y en la contraportada del libro se incluye una muestra de una tabla básica que presenta los resultados y objetivos mensurables para que los revise. Que comprenda los objetivos y el plan para lograr esos objetivos es uno de los propósitos principales de este libro.

Medida de resultado	Objetivo
Función renal	Superior al 90%
- Creatinina	0.6 a 1.1 mg/dL
- Proteínas en orina	Negativo
Nivel de potasio elevado	
- Potasio sérico	3.5 - 5.0 meq/litro
Acidosis	
- Bicarbonato sérico	21 – 31 meq/litro
Enfermedad ósea	
- Calcio	8.5 - 10.5 mg/dL
- Fósforo	2.7 - 4.5 mg/dL
- PTH	60 - 180 pg/mL
Anemia	
- Hemoglobina	12 -16 g/dL
Nutrición proteica	
- Albúmina	3.5 – 4.8 g/dL
Enfermedad en los vasos sanguíneos	
- LDL	Inferior a 100 mg/dL
- HgbA1C (diabetes)	4.2 - 6.7 %
- Presión arterial sistólica	Inferior a 130 mmHg
- Consumo de tabaco	No
Vacunas	
- Anticuerpo de Hepatitis B	Positivo
- Neumonía	Positivo

III. Salve sus riñones

La función del riñón y el estadio renal

La definición de Enfermedad Renal Crónica (ERC) es: deterioro renal durante más de tres meses o prueba de la función renal que indica que el riñón está funcionando a menos del 60 por ciento de lo normal. El porcentaje de la función renal indica el porcentaje en que el riñón está funcionando dentro del rango normal. Se calcula utilizando programas de computadora que tienen en cuenta la raza, el sexo y la edad. Aún cuando su nivel sérico de creatinina sea apenas elevado puede tener enfermedad de la función renal. Ser proactivo y conversar el riesgo de enfermedad renal con el médico puede ayudar a prevenir más lesiones en los riñones.

La creatinina es una proteína producida por el músculo y liberada hacia el cuerpo. Los niveles normales van de 0.6 a 1.0 mg/dL (miligramos por decilitro). La cantidad de creatinina producida por día es relativamente constante. El nivel de creatinina en el suero se determina mediante el índice eliminado por el riñón. A medida que disminuye la función renal, los niveles séricos de creatinina aumentan.

Sin embargo, en la mayoría de los laboratorios ahora se determina la función renal mediante un programa de computadora, se puede usar una sola fórmula (la que se usaba antes de que existieran los elaborados programas de computadoras) para ayudarnos a comprender la relación entre la creatinina sérica y la función renal. Se puede usar la vieja fórmula, llamada fórmula de Cockcroft-Gault, para obtener una estimación aproximada de la función renal (FR) si sabemos nuestro peso corporal ideal (PCI) en kilogramos

(2.2 libras es igual a un kilogramo), la edad y el nivel sérico de creatinina (Cr).

Función renal = FR

FR = (140 - edad) x PCI dividido por (Cr x 72)

Por ejemplo, si un hombre de 75 años de edad que pesa 60 kilogramos (kg) y tiene un nivel sérico de creatinina de 4.0 mg/dL:

FR   = (140 – 75) x 60 kg dividido por (4 x 72)

          = 13.5 %

Esto significa que la función renal de este hombre es del 15% o que ha perdido el 85% de su función renal normal.

Con el mismo ejemplo y distintos niveles séricos de creatinina, se puede observar que la función renal disminuye a medida que aumenta la creatinina sérica.

Hombre de 75 años de edad que pesa 60 Kg

Creatinina (mg/dL)	Función renal (%)
1.0	54.6
2.0	27.3
3.0	18.0
4.0	13.5

Hombre de 40 años de edad que pesa 80 kg

Creatinina (mg/dL)	Función renal (%)
1.0	111.1
2.0	55.5
3.0	37.0
4.0	27.7
5.0	22.2
6.0	18.5
7.0	15.8

Noté que la función renal disminuye al aumentar la edad y acrecienta al aumentar el peso. Las personas más jóvenes tienen una mejor función renal que las personas mayores. Por lo tanto, a medida que envejecemos, todos perderemos parte de la función renal. La función renal mejora con el aumento de peso porque, para la mayoría de las personas, mientras más peso tengamos, más músculos tenemos. Mientras más músculos se tienen, más creatinina producirá el cuerpo. Un hombre de 40 años de edad no necesitará comenzar diálisis hasta que su nivel de creatinina esté por encima de los 7.0 mg/dL, mientras que un hombre de 70 años comenzará cuando su nivel de creatinina sea 4.0 mg/dl.

Existen muchos recursos de Internet para ayudarlo a determinar su función renal exacta. Una de los mejores se encuentra en el sitio http://www.kdoqi.org. Este sitio tiene información útil acerca de la enfermedad renal y lineamientos de tratamiento. En este sitio encontrará una sección llamada calculador del IFG. IFG significa índice de filtración glomerular y se refiere a la capacidad de los riñones (formado por muchos glomérulos pequeños) para filtrar y limpiar la sangre. El cálculo computarizado del IFG se puede determinar a partir del nivel plasmático de creatinina (en miligramos por decilitro), la raza (negra o blanca) y el sexo (masculino o femenino).

Una vez determinada la función renal, usted puede determinar el estado de la enfermedad renal. A continuación se presentan los estadios de las enfermedades renales reconocidos a nivel nacional.

Estadio	Descripción	Porcentaje de Función
Uno	Lesión mínima	Superior al 90%
Dos	Lesión leve	60 – 89%
Tres	Lesión moderada	30 – 59%
Cuatro	Lesión grave	15 – 29%
Cinco	Insuficiencia renal	Inferior al 15%

Utilizando el ejemplo para calcular la función renal, calculé el nivel de creatinina y la función renal (FR) que se correlacionaría con las diferentes etapas de enfermedad renal. Ver la tabla siguiente.

El hombre de 40 años pasaría a enfermedad de Estadio Dos cuando su Cr aumente por encima de los 1.5 mg/dL. Como se dijo anteriormente, pasaría al Estadio Cinco cuando su Cr supere los 7.0 mg/dL.

Hombre de 40 años de edad que pesa 80 kg			
Cr mg/dL	**FR (%)**	**Estadio**	**Descripción**
1.01	111.1	Uno	Lesión mínima
1.5	74.1	Dos	Lesión leve
2.0	55.5	Tres	Lesión moderada
4.0	27.7	Cuatro	Lesión grave
7.0	15.8	Cinco	Insuficiencia renal

Fácil Función Renal = FFR

$$FR = \frac{(140 - edad)}{Cr}$$

If Edad = 40	**FFR = 140 – 40/Cr = 100/Cr**
Cr = 1	FFR = 100/1 = 100%
Cr = 2	FFR = 100/2 = 50%
Cr = 3	FFR = 100/3 = 33%
Cr = 4	FFR = 100/4 = 25%
Cr = 5	FFR = 100/5 = 20%

¿Por qué es tan importante la terapia renal?

Terapia de protección renal es un término que se utiliza para describir a las terapias que demostraron disminuir la progresión de la enfermedad renal. Permítanme explicar qué significa esto. El riñón está formado por pequeñas unidades de filtrado llamadas glomérulos. Cada uno es como un pequeño riñón. Cada uno contiene vasos sanguíneos muy pequeños que ayudan a filtrar la sangre y excretar los productos de desecho. Cada uno produce hormonas. En un riñón hay aproximadamente un millón de glomérulos. Si tomamos una biopsia de los riñones en diversos estadios de la enfermedad renal se puede ver que a medida que disminuye la función renal, algunos glomérulos se llenan de cicatrices y dejan de funcionar. En términos simples, esto significa que si la función renal de una persona es del 40%, ha perdido el 60% de la función renal o el 60% de los glomérulos se llenaron de cicatrices. A continuación se presenta un gráfico que esquematiza este concepto. Cada rectángulo contiene cinco glomérulos. A medida que progresa la enfermedad renal de leve a insuficiencia renal, cada vez más glomérulos se llenan de cicatrices (círculos negros). Los glomérulos sanos están representados por círculos no coloreados de negro.

Estadios De La Enfermedad Renal

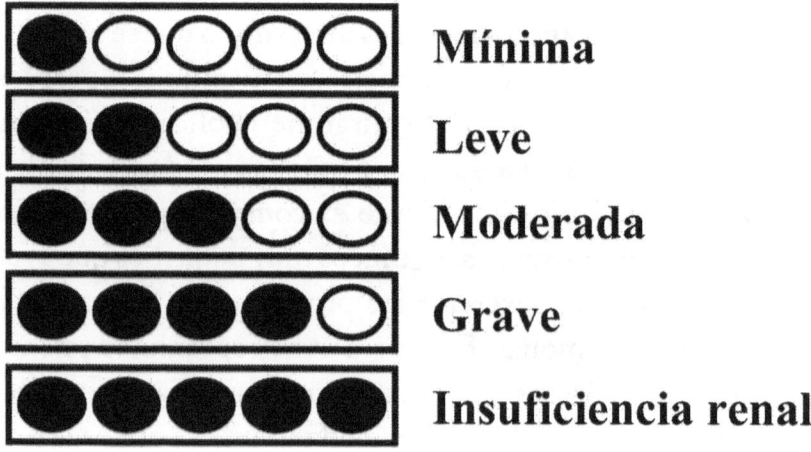

Mínima

Leve

Moderada

Grave

Insuficiencia renal

Nuestro objetivo con la terapia de protección renal es disminuir la progresión de la enfermedad renal. El beneficio es la demora de la necesidad de someterse a diálisis para tratar la insuficiencia renal.

Como se muestra en el diagrama siguiente, donde la función renal es un porcentaje de la función renal normal sobre el eje vertical y la edad sobre el eje horizontal, la terapia intervencionista tardía o el tratamiento de protección renal tardío para la enfermedad renal resulta en la necesidad de administrar diálisis para conservar la vida a los 55 años. Si la misma persona recibe terapia intervencionista temprana o terapia de protección renal temprana se podrá demorar la necesidad de diálisis hasta que la persona tenga 80 años o más. Esta misma persona puede morir de causas naturales antes de necesitar diálisis.

Prevención de la enfermedad renal

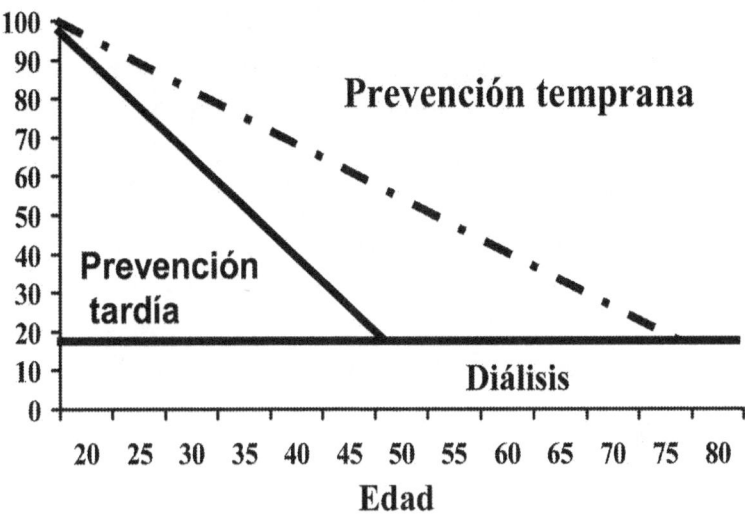

Dado que la comunidad médica ha observado el potencial de la terapia de prevención de la enfermedad renal, existe ahora más que nunca la necesidad de que esta información llegue a la población general. Disminuir la progresión de la enfermedad renal significa un menor costo para la persona que tiene la enfermedad renal (co-pagos, internaciones y medicamentos), un menor costo para la sociedad y una reducción de las primas de asistencia para la salud. Si es proactivo y salva sus riñones, también podrá estar ahorrándose cientos de dólares y salvándose la vida.

El siguiente gráfico muestra esta idea. En marzo de 2004, un grupo de médicos que observaba los datos de un estudio de envergadura de la Organización de Mantenimiento de la Salud (HMO) informó los datos de un seguimiento de cinco años sobre más de 27,000 pacientes con Enfermedad Renal Crónica (ERC). Las conclusiones fueron muy interesantes. La buena noticia fue que las personas con enfermedad de estadio

Dos (ERC 2) o Tres (ERC 3) sólo tenían una probabilidad de alrededor del uno por ciento de necesitar diálisis durante un período de cinco años. La mala noticia fue que la tasa de mortalidad era de alrededor del veinte por ciento o alrededor del cuatro al cinco por ciento por año. La noticia fue peor para las personas con enfermedades renales de Estadio Cuatro (ERC 4). Estas personas tenían una probabilidad de alrededor del veinte por ciento de necesitar diálisis en cinco años pero una tasa de mortalidad de casi el cincuenta por ciento. Esto significa que casi la mitad de las personas con enfermedad de Estadio Cuatro moriría durante un período de cinco años antes de necesitar diálisis alguna vez.

Estos datos sugieren con firmeza que debemos tomar a la enfermedad renal con mucha seriedad y que se debe ofrecer un tratamiento agresivo a todos los pacientes que tengan enfermedad renal. Nuestro objetivo es no solo prevenir la diálisis sino salvar vidas evitando que las personas lleguen a la enfermedad renal de Estadio Cuatro.

Estudio de seguimiento de la ERC durante cinco años Archivos de Medicina Interna

Volumen 164 (6), 22 de marzo de 2004, Página 659-663

	TTR	Muerte
ERC 2	1.1%	19.5%
ERC 3	1.3%	24.3%
ERC 4	19.9%	45.7%

TTR = Terapia de reemplazo renal
N = 27,998 pacientes de la HMO

Reducir la presión dentro de los riñones

Todos los pacientes con enfermedad renal deben recibir medicamentos que disminuyan la presión dentro de los vasos del riñón y los millones de minúsculas unidades de filtrado del riñón llamadas glomérulos. Estos medicamentos reducen la presión en el riñón bloqueando los efectos del sistema renina-angiotensina.

El sistema de renina-angiotensina tiene un papel importante en la regulación del volumen sanguíneo, la presión arterial del sistema y la presión dentro del riñón. Si bien se han encontrado rutas del sistema Renina Angiotensina en numerosos tejidos, el lugar más importante donde se libera la hormona renina es el riñón. La estimulación del sistema nervioso, la hipotensión de la arteria renal y la disminución de la entrega de sodio al riñón estimulan la liberación de renina en el riñón.

La renina es una enzima que corta una proteína grande llamada angiotensinógeno, que es transformada en el hígado en una proteína más pequeña llamada Angiotensina I (AI). Las células de las paredes de los vasos sanguíneos, particularmente las de los pulmones, contienen otra enzima llamada Enzima convertidora de Angiotensina (ECA) que convierte a la angiotensina I en angiotensina II (AII). La angiotensina II tiene diversas funciones importantes, entre las que se incluyen:

+ Constricción de los vasos sanguíneos dentro y fuera del riñón
+ Estimulación de la liberación de aldosterona desde la glándula suprarrenal que hace que aumente la absorción de sodio en el riñón

+ Estimulación del cerebro para que libere vasopresina que hace que aumente la retención de líquido en los riñones

La angiotensina II es una molécula proteica muy poderosa que aumenta la presión arterial en todo el cuerpo mediante los mecanismos mencionados arriba. Luego de años de investigación, se desarrollaron dos tipos de medicamentos llamados Inhibidores de la Enzima Convertidora de Angiotensina (IECA) y Bloqueadores del Receptor de Angiotensina (BRA) para bloquear los efectos de la AII.

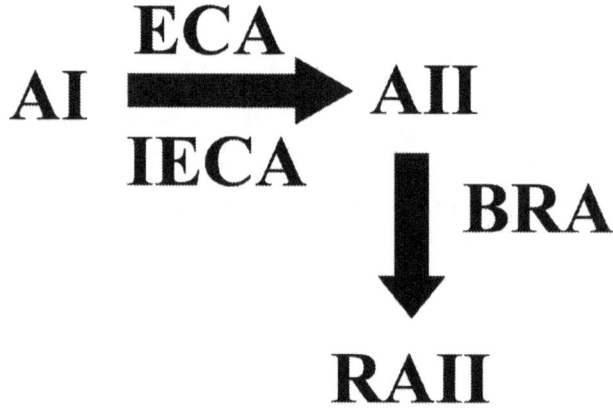

Como se muestra en el gráfico anterior, los IECA bloquean a la ECA y, por lo tanto, evitan la formación de AII. En consecuencia, el cuerpo produce más AI y, en teoría, puede anular el sistema de los IECA y llevar a la formación de algo de AII. El BRA bloquea el sitio del receptor en los vasos sanguíneos que actúan como espacio de acoplamiento para la AII. No importa cuánta AI se produzca, no puede unirse al receptor. Los BRA, en teoría, son la mejor medicación ya que bloquean los efectos de la AII, corriente abajo. Como resultado, disminuye la presión arterial y el cuerpo queda protegido del efecto de un sistema de alta presión. Los estudios en los que se utilizaron estos medicamentos demostraron un efecto colateral inesperado. Además de reducir la presión arterial sistémica, los

IECA y los BRA disminuían la progresión de la enfermedad renal en los pacientes con diabetes. Esto llevó a la creación del término terapia renoprotectora o terapia de protección renal. Estos medicamentos en la actualidad son los medicamentos que se eligen para los pacientes que necesitan protección renal debido a que reducen la presión dentro de los riñones.

Como se muestra abajo, la anatomía normal del glomérulo incluye pequeñas arterias que llevan sangre al glomérulo (A) y pequeñas arterias que retiran la sangre del glomérulo (B). Esto sería similar a una bomba de agua que tiene un puerto de entrada (A) y un puerto de salida (B). Cuando los niveles de AII aumentan, ésta se une a los receptores de las arterias pequeñas abandonando el glomérulo (B), lo cual hace que la pequeña arteria se torne más pequeña y aumente la presión "trasera" del riñón. Como se ve en el gráfico, este efecto como soplar aire hacia dentro de la bomba por el puerto A y luego pellizcar con los dedos el puerto B. Como resultado, la presión dentro de la bomba aumenta y ésta incrementa su tamaño.

Anatomía del glomérulo

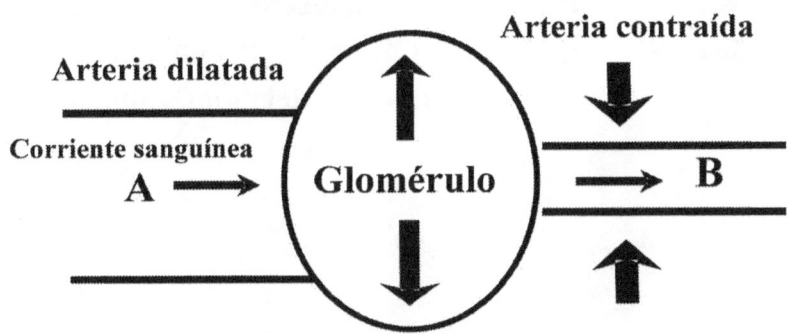

**La AII produce constricción
de las arterias pequeñas lo cual permite
que aumente la presión dentro del glomérulo**

En el siguiente gráfico se ven los cambios que se producen después de iniciar la terapia con IECA o BRA. Los IECA y BRA bloquean los efectos de la AII sobre las arterias pequeñas y abandonan el riñón (B). Como consecuencia, las arterias pequeñas se dilatan o aumentan de tamaño y la presión dentro del glomérulo disminuye. En el ejemplo de la bomba, esto sería como soplar aire hacia dentro de la bomba por el puerto A y soltar la presión del puerto B. Disminuirá la presión dentro de la bomba y ésta reducirá su tamaño.

Anatomía del glomérulo

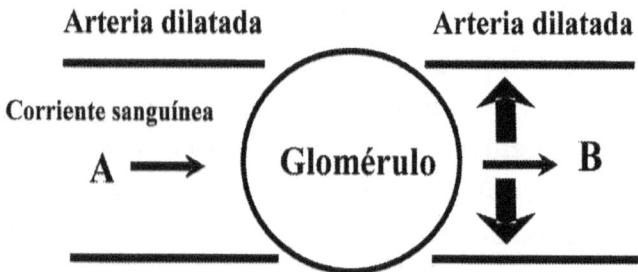

Los IECA y BRA bloquean el efecto de constricción de la AII en las arterias pequeñas lo cual permite reducir la presión dentro del glomérulo

Reducir la presión fuera de los riñones

La alta presión arterial se produce cuando aumenta la presión de la sangre contra las paredes de los vasos sanguíneos. Si no se la controla, la alta presión arterial puede conducir a ataques cardíacos, accidentes cerebrovasculares y enfermedad renal. Los datos de los registros de la hipertensión sugieren que no estamos haciendo un buen trabajo en cuanto al control de la hipertensión. Sólo alrededor del 50% de los estadounidenses con hipertensión controlan su presión arterial mediante un tratamiento. Más alarmante fue un estudio reciente publicado en la revista "Stroke" que mostró que los estadounidenses con "pre-hipertensión" (de 120/80 a 139/89 mmHg) tenían tres veces más probabilidades de sufrir un ataque cardíaco que los estadounidenses con presión arterial normal.

La hipertensión es un problema de salud común en los Estados Unidos. La alta presión arterial aumenta la presión fuera del riñón, lo cual eventualmente produce deterioro del riñón. Se estima que el 20 por ciento de la población general tiene hipertensión y que el 65 por ciento de los pacientes mayores de 65 años tienen hipertensión. La hipertensión se define como presión arterial superior a 140/90 mmHg. La presión arterial óptima para las personas con enfermedad renal es inferior a 130/80 mmHg. Los cambios del estilo de vida que disminuyen la presión arterial son: bajar de peso, consumir una dieta con bajo contenido de sal, el ejercicio y el consumo limitado de alcohol. A pesar de conocer estos detalles, no se controla bien la presión arterial y, en la actualidad, millones de pacientes toman medicamentos para la presión. La mayoría de los pacientes con hipertensión (el 95 por ciento) tiene hipertensión de etiología desconocida. Otras personas tienen lo que se denomina hipertensión secundaria.

Las causas comunes de hipertensión secundaria son las pastillas anticonceptivas, los medicamentos antihistamínicos, la enfermedad renal, la enfermedad tiroidea y los tumores que segregan hormonas que aumentan la presión arterial. Puede ser difícil tratar la hipertensión en un paciente que es resistente a los tratamientos estándares. Siempre, el tratamiento de primera línea para la hipertensión es consumir una dieta con bajo contenido de sal, bajar de peso y hacer ejercicio. La dieta con bajo contenido de sodio parece ser particularmente útil para las personas de edad avanzada y en los afroamericanos. Bajar de peso y hacer ejercicio es útil para casi todos los pacientes. Todos los pacientes con alta presión arterial deben dejar de fumar y limitar el consumo de alcohol a no más de dos copas por día.

Llevar una dieta con bajo contenido de sodio es muy importante para controlar la presión arterial. El consumo de sodio hace que el cuerpo retenga agua. El aumento del nivel de sodio y agua en los vasos sanguíneos aumenta la presión arterial. Limitando el consumo de sodio o aumentando la eliminación renal de sal (a través de diuréticos) se puede disminuir la presión arterial. El sodio está presente casi todos los alimentos que se preparan en los restaurantes de comidas rápidas. Hay fuentes de sal ocultas en los condimentos (sal de ajo), los alimentos en vinagre, las verduras y sopas enlatadas, las comidas envasadas y los almuerzos con jamón. Los alimentos envasados incluyen información acerca del contenido de sodio. Se pide a las personas con alta presión arterial que se esfuercen y limiten el consumo diario de sodio a menos de 2,000 miligramos o 2 gramos por día. Como referencia, algunas sopas contienen de 800 a 1000 mg de sodio por taza. La mayoría de las personas se sorprenden con la cantidad de sal que ingieren todos los días.

El sodio es un mineral o electrolito que participa en funciones tanto eléctricas como celulares dentro del cuerpo. Los riñones normales eliminan el exceso de sodio del cuerpo y excretan el exceso de sodio hacia la orina. Cuando disminuye la función renal, los riñones no eliminan el sodio que se consume en la dieta y éste puede permanecer en el cuerpo.

El exceso de sodio en el cuerpo está asociado a la retención de agua y a la hinchazón secundaria de las extremidades que a menudo se denomina edema. El exceso de sodio en el cuerpo puede producir aumento de la sed, hinchazón de tejidos, alta presión arterial e insuficiencia cardiaca. La mayoría de las personas que tienen insuficiencia renal deben llevar una dieta con bajo contenido de sodio. Llevar una dieta con bajo contenido de sodio significa que se pueden consumir alrededor de 2 gramos (2000 mg) de sodio por día. Se debe evitar el sodio adicional en la dieta si se siente falta de aliento o se observa hinchazón en las piernas o en las manos. Recuerde que el agua va donde va el sodio. Siempre procure asistencia médica si siente falta de aliento.

Contenido de sodio de los alimentos comunes

Alimento	Sodio
Una cucharadita de sal	2000 mg (2 gramos)
Una tajada de jamón	300 mg
Un perro caliente	500 mg
Una taza de sopa	900 mg
Un pepino curtido (grande)	1430 mg
Una porción grande de pizza	600 mg
Una gaseosa dietética (12 onzas)	75 mg
Una rebanada de pan	150 mg
Una cucharada de mantequilla	30 mg
Una cucharadita de aderezo para ensalada	160 mg

En los Estados Unidos, un individuo promedio puede ingerir más de 8,000 mg de sodio por día. Cuando empiece una dieta con bajo contenido de sodio no se desaliente. La mayoría de las personas notarán que los alimentos no tienen el mismo sabor. Esto se debe a que hemos consumido una dieta con alto contenido de sodio durante la mayor parte de nuestras vidas. Con el tiempo, el cuerpo (y las papilas gustativas) se adaptarán. El beneficio es que no deberá tomar medicamentos para la presión, o si los toma no deberá tomar tantos como una persona que no lleva una dieta con bajo contenido de sodio. Menos medicación significa menos efectos colaterales.

El tratamiento de segunda línea en las personas que no tienen enfermedad renal con frecuencia es la administración de un diurético. Los diuréticos ayudan a tratar la hipertensión ayudando al cuerpo a excretar la sal. Los medicamentos adicionales que se usan para tratar la hipertensión son los betas bloqueadores y los bloqueadores de los canales del calcio. Estos medicamentos evitan la constricción de los vasos sanguíneos y permiten que se relajen, lo cual resulta en una menor presión arterial. Los principales efectos colaterales de los betas bloqueadores son la sensación de cansancio y la frecuencia cardiaca lenta. Los efectos colaterales de los bloqueadores de los canales del calcio son la constipación, la hinchazón de las piernas, el dolor de cabeza y la frecuencia cardiaca lenta.

La presión de la mayoría de las personas se puede controlar con dos medicamentos para la presión arterial. Algunas personas necesitan tres medicamentos, que generalmente son los diuréticos y las medicaciones adicionales. La presión se puede controlar trabajando en equipo. Debe invertir en un sistema de monitoreo de la presión para su hogar que le permita controlar la presión a diario y registrar la presión en mmHg. Debe enseñar estos datos al equipo de profesionales de la salud en cada visita. Debe controlarse la presión en forma regular. Comunicarse con su médico si su presión es superior a 140/90 mmHg sistemáticamente. Al controlar la presión arterial se reducirá significativamente el riesgo de desarrollar enfermedad renal e insuficiencia cardiaca y disminuirá el riesgo de sufrir un ataque cardiaco o accidente cerebrovascular temprano.

También se pueden agregar diuréticos para reducir la presión arterial ya que ayudan a excretar el exceso de sal. Los efectos colaterales de los diuréticos son menores niveles séricos de potasio (por el consumo de potasio) y elevación de los niveles séricos de glucosa. Los bajos niveles séricos de potasio pueden irritar el corazón o producir sensación de fatiga o debilidad. El elevado nivel sérico de azúcar puede predisponer a la diabetes mellitus. Los medicamentos adicionales que se usan para tratar la hipertensión son los betas bloqueadores, los bloqueadores de los canales del calcio. Estos medicamentos evitan la constricción de los vasos sanguíneos y permiten que se relajen, lo cual resulta en una menor presión arterial.

Las personas con enfermedad renal grave pueden requerir hasta cuatro diferentes tipos de medicamentos para la presión que controlan la presión arterial. El régimen puede incluir medicación de protección renal como los IECA y los BRA, un alfa-beta-bloqueador, un bloqueador de los canales del calcio y un vasodilatador. Si aún así no se controla la presión arterial se debe iniciar un análisis para descartar la hipertensión secundaria.

El análisis para detectar la hipertensión secundaria requiere una serie de análisis de sangre y estudios radiológicos. La causa más común de hipertensión secundaria es la medicación de venta libre (los anti-inflamatorios no esteroideos, las pastillas anticonceptivas y los antihistamínicos), la enfermedad renal crónica, la estenosis de arteria renal, la enfermedad tiroidea y los tumores de la glándula suprarrenal que segregan hormonas que aumentan la presión arterial. La mayoría de estas enfermedades se pueden descartar obteniendo el nivel sérico de hormona tiroidea, de cortisol en la orina, de aldosterona en la orina y una TC abdominal. Si todos estos análisis son negativos, su médico le pedirá que se haga un análisis para descartar la estenosis de arteria renal o la secreción excesiva en el riñón de una enzima llamada renina.

La estenosis de arteria renal es un estrechamiento o bloqueo de la arteria que abastece de sangre al riñón. La enfermedad es causada por la displasia fibromuscular (común en las mujeres jóvenes) o la ateroesclerosis (común en los hombres de edad avanzada). En la displasia fibromuscular, la arteria se obstruye como consecuencia de una enfermedad congénita, que hace que la pared de la arteria renal se ensanche. En la ateroesclerosis, depósitos de placas o colesterol ocluyen la arteria. En la estenosis de la arteria renal se produce hipertensión al disminuir el flujo de sangre hacia los riñones. El riñón cree que la presión arterial es baja y comienza a producir una hormona llamada renina que hace que aumente la presión arterial. El diagnóstico de estenosis de arteria renal se obtiene mediante un arteriograma. En este estudio, se inyecta tintura dentro de la arteria renal y se toman imágenes del vaso. También se toman muestras de sangre de los vasos sanguíneos y se controla el nivel de renina. Si el vaso se está cerrando, un especialista puede abrir la arteria con un pequeño balón. Cuando se abre la arteria renal, el flujo de sangre regresa al riñón y éste deja de creer que la presión arterial es baja. El riñón deja de producir renina y la presión arterial regresa a su nivel normal.

Reducir el deterioro dentro del riñón

Controlar el nivel de azúcar en la sangre y procurar tratamiento si se tiene diagnóstico de diabetes – Tratar agresivamente la diabetes.

Desde 1990 hubo un aumento del 33% en el número de diabéticos. El aumento más marcado se produjo entre las personas de treinta años. La diabetes es la causa número uno de ceguera, amputaciones e insuficiencia renal. La mayoría de las personas que deben someterse a diálisis lo hacen a causa de la diabetes. La diabetes consume el 25% del costo anual de Medicare. En su mayoría, la diabetes tipo 2 se puede prevenir con la dieta y el ejercicio. Un estudio reciente demostró que el cuidado preventivo diminuye hasta un 50% de las complicaciones de la diabetes (imaginemos un 50% de diabéticos menos que deben someterse a diálisis). Se estima que, a menos que cambiemos nuestro estilo de vida actual, un tercio de nuestros hijos desarrollarán diabetes durante sus vidas.

Las personas con diabetes mellitus tienen riesgo de desarrollar enfermedad renal. En la diabetes mellitus, el cuerpo no produce suficiente insulina para mantener los niveles de azúcar en la sangre dentro de lo normal. La diabetes mellitus no controlada con niveles de azúcar en la sangre constantemente elevados puede producir ceguera (retinopatía diabética), pérdida de la sensación en las piernas (neuropatía diabética) y enfermedad renal (nefropatía diabética). Por esta razón, las personas con diabetes mellitus deben monitorear y controlar los niveles de azúcar en la sangre.

El síndrome metabólico caracterizado por obesidad y elevado nivel de azúcar en la sangre también puede causar enfermedad renal. En estas personas, bajar de peso y seguir una dieta diabética son fundamentales para la sobrevida a largo plazo y la prevención de contraer enfermedad renal.

Para controlar los niveles de azúcar en la sangre, es importante seguir una dieta diabética, hacer ejercicio en forma regular y controlar los niveles de azúcar en la sangre diariamente. Un dietista puede ayudar a diseñar una dieta adecuada para usted. El monitoreo del nivel de azúcar en la sangre con frecuencia se hace con una máquina para monitoreo de glucosa. Se pueden conseguir a través de su profesional de la salud. Los niveles de azúcar en la sangre normalmente deben ser inferiores a 120 mg/dl.

Los niveles de azúcar en la sangre superiores a 150 mg/dl son anormales. Su médico puede monitorear su control del nivel de azúcar realizando un análisis de laboratorio denominado detección del nivel de HgbA1C. Este análisis permite saber cómo se controló el nivel de azúcar durante los últimos meses. Los niveles normales de HgbA1C son inferiores al 6%. Una persona con diabetes mellitus no controlada podría tener niveles de HgbA1C superiores al 10%. Para las personas que no puedan controlar los niveles de azúcar en la sangre con la dieta, el ejercicio y la pérdida de peso, puede ser necesario administrar medicamentos. El profesional de la salud determinará el régimen de mendicación que sea adecuado para usted. Si tiene enfermedad renal, se deberán ajustar las medicaciones para la diabetes en base las pruebas de la función renal. En general, el tratamiento con insulina es seguro en las personas que tienen enfermedad renal. Dado que los riñones metabolizan insulina, es posible que se requiera un tratamiento cada vez con menos insulina para controlar el nivel de azúcar en la sangre a medida que se deteriora la función renal. Además, a medida que se deteriora la función renal, su médico podrá cambiarle las medicaciones de acción prolongada que podrían acumularse en el cuerpo por medicaciones de acción corta que se metabolizan rápido. Las medicaciones de acción prolongada para reducir los niveles de azúcar en la sangre pueden disminuir severamente los niveles de azúcar y hacerlo ingresar en un coma hipoglicémico o de bajo nivel de azúcar. A medida que se deteriore su función renal, discuta con su médico el cambio de su régimen de medicamentos para la diabetes.

Procurar tratamiento para los niveles altos de colesterol

Al colesterol LDL también se le llama "colesterol malo" porque toma el colesterol del hígado y lo deposita en los vasos sanguíneos del corazón. Los altos niveles de LDL están asociados a una tasa de mortalidad elevada secundaria a la arteriopatía coronaria. La mayoría de los estadounidenses ahora entienden la importancia de controlar los niveles séricos de colesterol. La mayoría sabe su nivel de colesterol y si es elevado se le ha recomendado reducir el consumo de alimentos con alto contenido de colesterol y, posiblemente, tomar medicamentos para reducir el nivel de colesterol. Una dieta con bajo contenido de colesterol incluye limitar el consumo de alimentos que tienen alto contenido de colesterol. Esto incluye reducir el consumo de carnes rojas y huevos. Los productos elaborados con huevo sin la yema son buenas fuentes de proteínas y no aumentan el nivel sérico de colesterol. Las personas que no son capaces de controlar su nivel sérico de colesterol con la dieta, podrán consultar con su médico acerca de iniciar un tratamiento con agentes que reduzcan el nivel de colesterol.

Existen muchos tipos de medicamentos que reducen el nivel de colesterol y su médico determinará cuál es el adecuado para usted. El nivel de colesterol objetivo a lograr para disminuir el riesgo de progresión de la enfermedad renal es reducir el nivel de lipoproteínas de baja densidad o el colesterol LDL a menos de 100 mg/dl.

Conozca sus medicaciones

Muchas medicaciones son tóxicas para los riñones. Las personas con enfermedad renal o que tienen riesgo de desarrollar enfermedad renal deben conocer todas las medicaciones que pueden perjudicar al riñón. La causa más común de deterioro renal es el medicamento de venta libre del grupo llamado anti-inflamatorios no esteroideos. Se les conoce comúnmente como ibuprofeno y naproxeno. Si tiene enfermedad renal, debe evitar a toda costa estos medicamentos. Si tiene un dolor y necesita un medicamento para el dolor tenga en cuenta tomar acetaminofeno hasta que pueda consultar el manejo del dolor con su médico.

Otras medicaciones que pueden lesionar los riñones son las tinturas de contraste que se usan para los estudios radiológicos, las hierbas y los antibióticos. La tintura de contraste es una toxina renal directa. Esta tintura se usa durante los procedimientos radiológicos para observar el flujo de sangre hacia el corazón, el cerebro, el hígado y los riñones. Grandes cantidades de tintura de contraste pueden causar insuficiencia renal aguda. Las personas con enfermedad renal, insuficiencia cardiaca y diabetes mellitus tienen riesgo de este tipo de lesión renal. Si tiene alguna de estas enfermedades, informe al personal del departamento de radiología que puede tener riesgo de lesión renal provocada por contraste. Otras opciones son las IRM, que utiliza un material de contraste que no es tóxico para los riñones.

Los antibióticos pueden causar reacciones alérgicas que pueden afectar los riñones. Además, algunos pueden causar cicatrización y daño irreversible del riñón. Si tiene enfermedad renal, informe a su médico acerca de la necesidad de ajustar la dosis de antibióticos en base a su función renal. En general, a todos los pacientes con enfermedad renal se les recomienda evitar el tratamiento con hierbas hasta tanto hayan discutido los posibles efectos colaterales con su médico.

Además de aumentar la conciencia sobre los medicamentos que pueden dañar los riñones, existen medicamentos que pueden proteger los riñones. Estos medicamentos se llaman medicamentos de protección renal o del riñón y ayudan a preservar la función renal disminuyendo la presión en los riñones. La mayoría de los medicamentos de protección renal también se usan para tratar la alta presión arterial. Estos medicamentos actúan evitando la formación y unión de sustancias que hacen que se contraigan los vasos sanguíneos del riñón. Como consecuencia disminuye la presión arterial dentro del riñón y se protege el riñón. Estas medicaciones demostraron disminuir la progresión de la enfermedad renal y extender la vida del riñón y demorar el momento en que las personas con enfermedad renal deben iniciar el tratamiento de diálisis. Todos los pacientes con enfermedad renal y todos los pacientes con diabetes mellitus deben ser evaluados por su médico como candidatos para este tipo de tratamiento de protección.

Finalmente, todos los pacientes con enfermedad renal (y todas las personas) deben evitar el consumo de productos del tabaco. El tabaco no sirve para ningún propósito en la vida. El fumar cigarrillos produce cambios irreversibles en las células pulmonares y en las células que recubren los vasos sanguíneos del cerebro, corazón y riñones. Si usted fuma, usted pierde. Simplemente, deje de fumar.

Medicamentos que pueden requerir modificación de la dosis cuando hay insuficiencia renal

Medicamento	Ejemplos
Drogas para el corazón	digoxina
Antibióticos	penicilina, ciprofloxacina, drogas sulfa, nitrofurantoina
Antivirósicos	aciclovir
Antifúngicos	fluconazol
Antigota	alopurinol

Medicamentos para evitar la insuficiencia renal

Medicamento	Ejemplos
Antiúlcera	cimetidina
Laxantes	todos los productos que contienen fosfato, magnesio o aluminio
Diuréticos	diuréticos ahorradores de potasio
Medicamentos para el dolor	AINEs
Radiología	tinturas utilizadas para radiología y estudios del corazón

IV. Complicaciones de la enfermedad renal

Evitar la desnutrición

La albúmina sérica es una proteína de la sangre que se elabora en el hígado y es importante para las funciones normales del cuerpo. El bajo nivel de albúmina sérica o el bajo almacenamiento de proteínas en el cuerpo se denomina desnutrición y puede resultar en escasa cicatrización y disminución de la inmunidad, lo cual nos hace susceptibles a las infecciones. Los bajos niveles de proteínas en la sangre o de albúmina sérica están asociados a una alta tasa de mortalidad.

La tasa de mortalidad por Enfermedad Renal en Estadio Terminal (ERET) en los Estados Unidos es aproximadamente del 20% por año (US RDS). Dado que los esfuerzos para tratar las enfermedades cardiovasculares y deficiencia de la diálisis no redujeron de manera significativa la mortalidad por ERET, los investigadores están buscando otras causas de los resultados de la diálisis deficiente. La desnutrición de proteínas, que con frecuencia se presenta en la ERET, puede ser una de las causas más importantes de la elevada tasa de mortalidad por ERET. Los estudios demostraron una fuerte correlación entre la mortalidad y la desnutrición en la ERET, con una tasa de mortalidad que aumenta a medida que disminuyen los niveles séricos de albúmina. Aparentemente la desnutrición de proteínas precede al tratamiento de diálisis según se observó en el Estudio de Modificación de la Dieta en la Enfermedad Renal. La ingestión inadecuada de proteínas y la inflamación pueden ser dos de las causas más importantes de desnutrición en la enfermedad renal.

La causa más común de desnutrición de proteínas probablemente sea la disminución del apetito causada por la progresión de la enfermedad renal y el aumento de las toxinas renales. Otras causas de desnutrición en la enfermedad renal pueden ser la gastroparesia diabética, la depresión, las restricciones alimenticias (dieta con bajo contenido de proteínas) y la incapacidad para acceder a una buena nutrición (bajos ingresos, discapacidad física, discapacidad mental). En algunos casos, la desnutrición de proteínas está asociada a la condición socioeconómica.

Otra causa importante de la desnutrición es la inflamación crónica caracterizada por una elevación del nivel de proteína C reactiva. Entre las posibles causas de inflamación se encuentran la arteriopatía coronaria, las malignidades, las enfermedades inflamatorias sistémicas y las infecciones (infecciones dentales, tuberculosis y las infecciones del tracto urinario).

La inflamación causa problemas en la movilización de las proteínas absorbidas de la dieta hacia los lugares de almacenamiento adecuados de proteínas en la sangre. El bajo nivel de proteínas hace que los vasos sanguíneos tengan escasa cicatrización, lo que a su vez produce bajos niveles de proteínas en la sangre. El proceso se perpetúa a sí mismo hacia una cascada de eventos, que resulta en bajos niveles de proteínas crónicos que no mejoran al aumentar la ingestión de proteínas en la dieta. En este momento, no queda claro si la desnutrición produce inflamación (mala cicatrización de heridas y respuesta inmunológica deteriorada) o si la inflamación produce desnutrición (falta de apetito, mayor ruptura de proteínas y deterioro vascular).

Los pacientes con niveles de inflamación muy elevados tienen el mayor riesgo de muerte. Estos pacientes deben ser monitoreados estrictamente y se debe iniciar una búsqueda agresiva de la inflamación (pruebas de arteriopatía coronaria, examen de pies en la diabetes mellitus, examen odontológico, cultivos de sangre y orina, serología para detectar hepatitis). Si bien los estudios relacionan con firmeza la inflamación con un mal resultado en la enfermedad renal, no se han realizado estudios clínicos aleatorios para indicar la mejora de la mortalidad por ERET mediante acercamientos que reduzcan la inflamación.

Las modalidades de tratamiento posibles para ayudar a manejar la inflamación incluyen: identificar y tratar la causa subyacente e iniciar modalidades de tratamiento que puedan reducir la inflamación. Como ejemplos se incluyen el uso de inhibidores de la enzima convertidora de angiotensina, los agentes reductores del colesterol (estatinas) y la vitamina E. Los pacientes con bajos niveles séricos de albúmina y niveles normales de proteína C reactiva pueden tener una ingestión inadecuada de proteínas. Entre las investigaciones iniciales debe haber una evaluación de la ingestión de proteínas y una determinación del nitrógeno úrico en orina de veinticuatro horas. El nitrógeno úrico en orina es un indicador útil de la ingestión de proteínas en la dieta. Los niveles bajos indican inadecuada ingestión de proteínas y los niveles altos indican ingestión adecuada.

Resolver el problema de la desnutrición en la enfermedad renal incluye desarrollar un plan de tratamiento para mejorar y controlar los resultados nutricionales. Los resultados de las intervenciones que se usan para mejorar los niveles séricos de proteínas pueden demorar semanas o meses en mostrar las mejoras. El primer paso es intentar comprender la causa del bajo nivel sérico de proteínas. La mayoría de los pacientes no saben que tienen una mala nutrición, por lo tanto la educación es una parte importante del tratamiento. Muchos pacientes probablemente no incluyen suficientes proteínas en su dieta. Algunos no pueden pagar alimentos que contienen una calidad de proteínas alta, y otros no tienen tiempo de preparar comidas nutritivas.

Los pacientes desnutridos pueden aumentar los niveles séricos de proteínas consumiendo alimentos que contengan grandes cantidades de proteínas biológicas como tofu, carne y huevos. Estos alimentos contienen aminoácidos esenciales que son fundamentales para que el ser humano sintetice proteínas en el cuerpo. Sin embargo, la carne y los huevos pueden no ser un buen alimento para las personas que tienen enfermedad renal crónica porque contienen altos niveles de colesterol. Los suplementos proteicos, incluidos los que contienen todos los aminoácidos esenciales, pueden ser una buena alternativa.

Algunos suplementos proteicos (polvos proteicos, bebidas proteicas o barras de proteínas) son seguros para las personas que tienen enfermedad renal y otros no lo son. Las personas con enfermedad renal deben evitar los suplementos proteicos que contienen grandes cantidades de fósforo, potasio o colesterol. No todos los suplementos proteicos son iguales, por lo tanto, debe hablar con un dietista antes de tomar suplementos de venta libre que puedan ser nocivos para su organismo. El objetivo debe ser asegurar que ningún paciente con enfermedad renal sufra desnutrición.

Requerimiento de proteína diario por peso		
Peso	Requerimiento de proteína	
Kg	Libras	Gramos por día
50	110	75
60	132	90
70	154	105
80	176	120
90	198	135
100	220	150
110	242	165
120	264	180
130	286	195

Fuente	Proteínas por unidad de dosis
Carnes	7 g de proteínas por onza
Huevos	7 g de proteínas por huevo
Huevos sin yema	25 g de proteínas por taza
Polvo proteico	5 g de proteínas por cucharada
Bebidas proteicas	15 g de proteínas por lata
Barras de proteínas	15 g de proteínas por barra

Evitar la anemia

La anemia se define por tener menos del número normal de glóbulos rojos o menos del nivel normal de hemoglobina en la sangre. La hemoglobina es un pigmento rojo que le da el color rojo a los glóbulos rojos y a la sangre. La hemoglobina es el componente químico clave que se combina con el oxígeno de los pulmones y transporta el oxígeno desde los pulmones hacia las células de todo el cuerpo. El oxígeno es esencial para que las células produzcan energía. Cuando el nivel de hemoglobina es bajo, el oxígeno transportado por el cuerpo es escaso. Una persona con anemia tiene poco oxígeno y puede quejarse de sentirse cansada y quedarse sin aliento al hacer ejercicio. La anemia se produce como consecuencia de los bajos niveles de hierro en la sangre y/o una disminución en la producción de una hormona llamada EPO.

En los análisis de sangre de las personas que tienen deficiencia de hierro con frecuencia se observa que los lugares de almacenamiento total de hierro están vacíos. Dos pruebas que se usan comúnmente para determinar el almacenamiento de hierro en el cuerpo son la de saturación de transferrina y la de los niveles séricos de ferritina. Se considera que una persona tiene deficiencia de hierro cuando el nivel de saturación de transferrina es inferior al 20% y el nivel sérico de ferritina es inferior a 100 ng/ml.

Los riñones normales también producen una hormona llamada eritropoyetina o EPO. Esta hormona se segrega cuando el nivel de hemoglobina en la sangre comienza a disminuir. Cuando las personas adquieren enfermedad renal, la producción de eritropoyetina disminuye. Los pacientes con anemia relacionada con enfermedad renal crónica pueden ser tratados con inyecciones de eritropoyetina.

Evitar la enfermedad ósea

El calcio es uno de los minerales más comunes en el cuerpo humano. El noventa y nueve por ciento del calcio de nuestro cuerpo se encuentra en los huesos. Alrededor del uno por ciento se encuentra en la sangre y los tejidos blandos del cuerpo. Los niveles de calcio y líquido que rodean las células se deben mantener dentro de un rango muy estrecho para que el corazón, el cerebro, los músculos y los huesos funcionen en forma normal.

Un riñón normal produce Vitamina D. En la enfermedad renal, no se produce Vitamina D y la deficiencia de Vitamina D resulta en menor absorción de calcio y fósforo en el tracto gastrointestinal. A medida que se reducen los niveles de calcio, el cuerpo segrega una hormona llamada hormona paratifoidea (PTH) desde la glándula paratiroidea ubicada a cada lado de las glándulas tiroideas del cuello.

El calcio es uno de los minerales más comunes en el cuerpo humano. El noventa y nueve por ciento del calcio de nuestro cuerpo se encuentra en los huesos. Alrededor del uno por ciento se encuentra en la sangre y los tejidos blandos del cuerpo. Los niveles de calcio y líquido que rodean las células se deben mantener dentro de un rango muy estrecho para que el corazón, el cerebro, los músculos y los huesos funcionen en forma normal.

Un riñón normal produce Vitamina D (ver el diagrama de arriba). En la enfermedad renal, no se produce Vitamina D y la deficiencia de Vitamina D resulta en menor absorción de calcio y fósforo en el tracto gastrointestinal. A medida que se reducen los niveles de calcio, el cuerpo segrega una hormona llamada hormona paratifoidea (PTH) desde la glándula paratiroidea ubicada a cada lado de las glándulas tiroideas del cuello.

La hormona paratiroidea es el regulador endocrino del calcio más importante de la concentración de calcio y fósforo en el cuerpo. Esta hormona encuentra como principales células blanco a las de los huesos y los riñones. El principal trabajo de las hormonas es aumentar los niveles séricos de calcio y reducir los niveles séricos de fósforo. La Vitamina D en la sangre suprime la secreción de hormona paratiroidea.

La hormona paratiroidea hace que el hueso libere calcio y fósforo hacia la sangre. La hormona también aumenta la producción de Vitamina D y aumenta la capacidad del riñón para liberarse del fósforo dirigiéndolo hacia la orina. Las personas con enfermedad renal crónica no producen Vitamina D, de modo que el intestino absorbe poco calcio y fósforo. El riñón no puede excretar el fósforo, por lo tanto, aumentan los niveles de fósforo. Los niveles de hormona paratiroidea aumentan para mantener los niveles de calcio dentro de lo normal y reducir los niveles de fósforo elevados. A medida que aumentan los niveles de hormona paratoroidea, se produce descomposición ósea a un ritmo acelerado. La descomposición ósea no controlada puede causar huesos débiles y fracturas. La glándula paratiroidea no sabe cuándo los riñones no están funcionando bien. Dado que el riñón no produce Vitamina D, la secreción de hormona paratiroidea no se inhibe.

El fósforo es un mineral esencial que todas las células del cuerpo necesitan para funcionar normalmente. La mayor parte del fósforo del cuerpo se encuentra como fosfato.

Aproximadamente el 85% del fósforo del cuerpo se encuentra en los huesos. Se requieren niveles de fósforo normales en el cuerpo para producir energía. Los niveles de calcio y fósforo elevados pueden producir calcificación de tejidos que causa deterioro del órgano y cardiopatía.

En la enfermedad renal, es importante mantener los niveles de hormona paratiroidea y fósforo sérico dentro del rango normal. Se pueden reducir los niveles de hormona paratiroidea con vitamina D oral o intravenosa. Se deben limitar los alimentos con alto contenido de fósforo si los niveles de fosfato son elevados, entre los cuales se incluyen los lácteos (leche, queso, yogurt), nueces y semillas, frijoles y arvejas, cereales de salvado y bollos de salvado, y las bebidas cola y cervezas. Consumir una dieta de bajo contenido de fósforo y productos que se unen al fosfato en las comidas, normaliza los niveles de fósforo. Si los niveles séricos de fósforo aumentan, se pueden tomar medicamentos que se unen al fósforo en el intestino y reducen los niveles séricos de fósforo. Ejemplos de las drogas que se unen al fosfato que se usan comúnmente son el carbonato de calcio, el acetato de calcio y el sevelamer. A menos que el médico indique lo contrario, intente mantener un nivel sérico de fósforo inferior a 5.5 mg/dl y un nivel de hormona paratiroidea inferior a 180 pg/ml.

Alimentos con alto contenido de fósforo (alimentos a evitar)
Lácteos: leche, queso, yogurt, sopa crema
Frutas y verduras: - espárragos, arvejas, hongos, maíz, frijoles, frijoles secos, ciruelas pasas
Panes: bollos de salvado, crepes, waffles, pan de harina integral, pizza, pan de maíz, cereales de salvado
Nueces, manteca de maní y semillas
Chocolate y cacao
Bebidas oscuras (bebidas cola y cervezas)

Evitar la hyperkalemia

El potasio es un mineral o electrolito que participa en funciones tanto eléctricas como celulares dentro del cuerpo. El potasio tiene importancia en mantener regulares los latidos del corazón y que los músculos funcionen correctamente. Es la función de los riñones mantener la cantidad adecuada de potasio en el cuerpo. Cuando los riñones dejan de funcionar bien, para el cuerpo es difícil eliminar el potasio. Los pacientes con enfermedad renal no son capaces de excretar el exceso de potasio hacia la orina. Los altos niveles de potasio en la sangre pueden producir arritmias cardiacas y muerte súbita.

El complemento de potasio diario recomendado es 2-3 gramos por día en las personas con enfermedad renal. El elevado nivel sérico de potasio puede ser consecuencia de una disminución de la excreción de potasio del cuerpo (enfermedad renal y algunas medicaciones) o el aumento del consumo de alimentos con alto contenido de potasio (ver más adelante). Si los niveles séricos de potasio son elevados, se deben evitar los alimentos que tienen alto contenido de potasio. Se puede eliminar el potasio del cuerpo tomando medicaciones que se unen al potasio en el intestino. Puede ser necesario realizar hemodiálisis para tratar niveles séricos de potasio muy elevados en situaciones de emergencia.

Alimentos con alto contenido de potasio (alimentos a evitar)
Sustitutos de la sal: cloruro de potasio
Lácteos: leche, yogurt, quesos
Granos integrales: panes, cereales, bollos
Vegetales de almidón: papas, frijoles secos, batata, zapallo
Otros vegetales: tomates, brócoli, arvejas, porotos blancos, espinaca
Frutas: platanos, naranjas, frutas cítricas, damascos

Evitar las infecciones por Hepatitis B

Hepatitis significa inflamación del hígado y en general es secundaria a un virus llamado la Hepatitis B. Las infecciones por virus de la Hepatitis B en general son causadas por exposición a la sangre de una persona que tiene la infección viral de la Hepatitis B. Debido a la enfermedad renal, los pacientes están en riesgo de recibir una transfusión de sangre alguna vez en la vida. Por lo tanto, se recomienda a todos los pacientes con enfermedad renal que se inmunicen con una vacuna que reducirá las oportunidades de desarrollar la infección de Hepatitis B.

El éxito de inmunizarse con la vacuna para la Hepatitis B depende de dónde se encuentre en el espectro de la enfermedad renal. Antes de desarrollar insuficiencia renal, la probabilidad de lograr una inmunización exitosa, determinada por la formación de anticuerpos de Hepatitis B en la sangre, es alrededor del 90%. Una vez que se desarrolla insuficiencia renal, el índice de éxito cae al 50%. Finalmente, si se realiza un transplante de riñón, el índice de éxito es un pésimo 10%. Por eso queremos que usted se inmunice ahora.

La vacuna contra la Hepatitis B es algo diferente a la vacuna contra la gripe. La vacuna contra la gripe está diseñada para exponerlo a muchos tipos de virus diferentes. La vacuna contra la Hepatitis B lo expone a un tipo de virus muerto. La inmunización generalmente no produce una respuesta pseudo-gripal. La mayor parte de las personas no se quejan de sufrir reacciones después de recibir la vacuna contra la Hepatitis B.

V. *La terapia de reemplazo renal*

Las personas con insuficiencia renal están informadas de que cuando los riñones fallan necesitarán una terapia de reemplazo renal para permanecer con vida. Cuando se diagnostica insuficiencia renal a una persona, las opciones son comenzar diálisis, someterse a un transplante o no hacer ningún tratamiento.

Hemodiálisis

En los Estados Unidos, el 90% de los pacientes con insuficiencia renal que no fueron transplantados se someten a hemodiálisis. La hemodiálisis limpia y filtra la sangre mediante una máquina para liberar al cuerpo temporalmente de desechos nocivos, el exceso de sal y agua. La hemodiálisis utiliza un filtro especial llamado dializador que actúa como un riñón artificial para limpiar la sangre. Durante el tratamiento, la sangre pasa por las sondas del dializador, que filtra los desechos y el exceso de agua. La sangre limpia fluye por otro grupo de sondas de regreso al cuerpo. El dializador está conectado a una máquina que monitorea el flujo de sangre y elimina los desechos de la sangre. Generalmente se requiere diálisis tres veces por semana para mantener la sangre libre de toxinas y exceso de líquido. Cada tratamiento dura de 3 a 5 horas. Durante el tratamiento de diálisis, se puede leer, escribir, dormir, hablar o mirar televisión.

Antes de iniciar la hemodiálisis, un médico deberá crear un acceso a la corriente sanguínea. Es posible que deba quedarse toda la noche en el hospital, pero a muchos pacientes se les coloca el acceso en forma ambulatoria. Este acceso ofrece una forma eficiente para que la sangre llegue desde el cuerpo a la máquina de diálisis y de regreso sin producir malestar. Los tres principales tipos de acceso son la fístula, el injerto o el catéter.

Para crear una fístula, el cirujano conecta una arteria del brazo a una vena del brazo. El mayor flujo de sangre hace que la vena aumente de tamaño y se haga más fuerte de modo que se la pueda usar para insertar agujas en forma reiterada. Este es el tipo de acceso preferido porque esta forma de acceso vascular utiliza los vasos sanguíneos propios y no incluye materiales externos. Como consecuencia se producen menos infecciones o problemas de coagulación. Este acceso puede demorar varias semanas o meses en curarse antes de estar listo para usar.

Un injerto conecta una arteria a una vena utilizando una sonda sintética. Los injertos se desarrollan más rápido que las fístulas, de modo que se pueden utilizar pronto después de colocados. Dado que contienen material sintético, los injertos tienen más probabilidades de tener problemas de infección y coagulación.

Si la enfermedad renal progresó rápidamente, es posible que no tenga tiempo para someterse a un acceso vascular permanente antes de comenzar los tratamientos de diálisis. Deberá usar un catéter, una sonda insertada en una vena del cuello, pecho o pierna cerca de la ingle, como acceso temporario. Algunas personas también utilizan un catéter como acceso a largo plazo. Los catéteres que se necesitarán durante más de casi 3 semanas se colocan debajo de la piel para mejorar la comodidad y disminuir las complicaciones.

La hemodiálisis generalmente se realiza en un centro de diálisis y por profesionales capacitados. En algunos lugares del país, se le puede realizar en el domicilio con la ayuda de un compañero. Si decide realizar la diálisis en el hogar, usted y su compañero recibirán capacitación especial. Los problemas comunes de la diálisis son infección, calambres musculares, baja presión arterial, debilidad, mareos o sensación de malestar estomacal. Se pueden evitar muchos efectos colaterales si se sigue una dieta adecuada, se limita la ingestión de líquidos y se toman los medicamentos según esté indicado. La dieta para los pacientes con insuficiencia renal incluye ingerir suficientes proteínas para evitar la desnutrición y controlar la ingestión de potasio, líquidos, sal y fósforo.

Los beneficios de la diálisis incluyen ir a un centro de diálisis para someterse a la terapia de reemplazo renal. En el centro de diálisis será atendido por profesionales capacitados y tendrá la oportunidad de conocer a otros pacientes. Las desventajas de los tratamientos de diálisis incluyen las visitas al centro de diálisis tres veces por semana, las restricciones de la dieta y los problemas con el acceso vascular (infecciones, coagulación, cirugías múltiples).

Diálisis peritoneal

La diálisis peritoneal es otro procedimiento que elimina el exceso de agua, desechos y sustancias químicas del cuerpo. Este procedimiento utiliza el recubrimiento interior del abdomen (llamado membrana peritoneal) para filtrar la sangre. La membrana peritoneal actúa como riñón artificial natural. Antes de comenzar la diálisis peritoneal, un cirujano inserta una sonda blanda en su abdomen. Al cabo de algunas semanas de curación, la solución de diálisis (que es una mezcla de minerales y azúcar disueltos en agua) pasa a través de la sonda blanda hacia el abdomen. Los desechos, las sustancias químicas y el exceso de agua de los diminutos vasos sanguíneos de la membrana peritoneal son extraídos hacia la solución de diálisis. Después de varias horas, la solución usada se drena del abdomen a través de una sonda, y así se sacan los desechos de su cuerpo. Luego se inserta líquido nuevo y se repite todo el proceso durante todo el día. Las posibles complicaciones de la diálisis peritoneal son obstrucción intestinal, constipación e infección.

La dieta para las personas que se someten a diálisis peritoneal es similar a la de los pacientes que se someten a hemodiálisis. Sin embargo, los pacientes que se someten a diálisis peritoneal pueden consumir más proteínas ya que las proteínas se pierden en el líquido peritoneal cuando se lo elimina del cuerpo. Los pacientes que se someten a diálisis peritoneal tienen más control de sus líquidos y deben monitorear estrictamente el consumo de calorías para evitar los altos niveles de azúcar en la sangre. La solución usada para la diálisis peritoneal contiene altas concentraciones de azúcar que se pueden absorber a través de la membrana peritoneal.

El principal beneficio de la diálisis peritoneal es la terapia de diálisis en el hogar. La dieta es menos estricta y no se requieren agujas. El traslado es más sencillo. Los problemas asociados a la diálisis peritoneal son alto riesgo de infección, aumento de peso y necesidad de realizar el tratamiento siete días por semana.

Transplante

La tercera opción para el manejo de la insuficiencia renal es el transplante. En este procedimiento, un cirujano coloca el riñón nuevo dentro de la parte inferior del abdomen y conecta la arteria y la vena del riñón nuevo a la arteria y la vena existente. El riñón nuevo produce orina y limpia la sangre de manera similar a como lo hacía el riñón cuando nació.

El transplante puede no servir para todos. Algunas personas tienen una enfermedad que podría hacer que el transplante sea peligroso o que no tenga probabilidades de tener éxito. Quizás reciba un riñón de un miembro de su familia (donante vivo relacionado), una persona que falleció recientemente (donante fallecido) o un amigo cercano (donante vivo no relacionado).

El transplante es un fenómeno relativamente reciente. Muchos de los grandes desarrollos en el área del transplante renal se produjeron dentro de los últimos 50 años. Los investigadores descubrieron que sin tratamiento, los pacientes con enfermedad renal morirían. El primer transplante renal de ser humano a ser humano se realizó en 1933. Dado que los médicos no comprendían el sistema inmunológico en esa época, el riñón transplantado sólo funcionó alrededor de una hora.

A principios de los 50, se utilizaron medicamentos similares a la cortisona para suprimir el sistema inmunológico humano, lo cual resultó en algunos transplantes renales exitosos. En 1954, Joseph E. Murray y un equipo del Hospital Peter Bent Brigham de Boston realizaron el primer transplante de riñón verdaderamente exitoso de un gemelo a otro. Se hizo sin medicación inmunosupresora. Después de este éxito quirúrgico se realizaron más transplantes renales entre gemelos idénticos. Para lograr que los pacientes con enfermedad renal en estadio terminal recibieran el riñón de un donante no relacionado, se necesitaban nuevos enfoques para evitar que el cuerpo rechazara el riñón donado.

En la década de 1960, se desarrollaron mejores técnicas para correlacionar el riñón donado con el sistema inmunológico del receptor y se obtuvieron poderosos agentes inmunosupresores. La combinación de estas técnicas ayudó a reducir la probabilidad de rechazo del transplante renal.

Después del descubrimiento de la ciclosporina, un agente inmunosupresor, en 1978, el uso del transplante se extendió y tuvo éxito. La ciclosporina inhibe a los glóbulos blancos que son los mediadores específicos del rechazo del órgano. Dado que estos glóbulos blancos (llamados linfocitos) no se activan, el sistema inmunológico se inhibe y no se rechazan los riñones. Desde la incorporación de la ciclosporina la tasa de mortalidad anual por transplante renal es inferior al 5 por ciento.

El transplante renal puede ser arriesgado. Dado que los pacientes reciben tratamiento inmunosupresor, tienen mayor riesgo de infecciones. Los efectos colaterales de la ciclosporina y otras medicaciones que se usan para suprimir el sistema inmunológico también incluyen hipertensión y malignidades.

Antes de recibir un transplante de riñón, deberá cumplir con tres requisitos inmunológicos. Primero, el donante y usted deben tener tipos de sangre compatibles. Este es el factor de correspondencia más importante. Segundo, las proteínas de sus células deben coincidir con las proteínas de las células del riñón del donante. Tercero, la prueba de correspondencia cruzada en la que las células del donante del riñón se mezclan con su sangre debe ser negativa. Si estas tres pruebas no presentan incompatibilidades significativas, se puede realizar el transplante.

Los beneficios de un transplante de riñón son: menos restricciones dietarias y que no se requiere diálisis o agujas. La expectativa de vida mejora significativamente.

No realizar tratamiento

Para muchas personas, la diálisis y el transplante no son buenas opciones y no realizar tratamiento puede ser el mejor camino de vida. Si su calidad de vida es mala y no desea extender su vida con tratamiento renal artificial, puede decidir no realizar tratamiento. Esta difícil decisión se puede tomar después de analizar las opciones con los miembros de la familia o amigos. Incluso si decidiera no realizar tratamiento, siempre puede decidir comenzar un tratamiento más adelante.

Tiene derecho a negarse o a retirarse del tratamiento de diálisis en cualquier momento. Algunos pacientes expresarán por escrito sus deseos asignando a una persona que hable en su nombre si no pueden hablar (Poder Legal Duradero para el Cuidado de la Salud) o estableciendo los tratamientos que quiere o los que no (Testimonio en Vida). Además de la diálisis, los pacientes pueden optar o negarse a otros tratamientos para conservar la vida como la resucitación cardiopulmonar, la alimentación por sonda, la respiración mecánica o artificial, la administración de antibióticos, la cirugía y las transfusiones de sangre.

VI. Conclusión

El propósito de este libro es ayudarlo a "Salvar sus Riñones". Nuestra meta es ayudarlo a desarrollar un plan para conseguir los objetivos de cuidado de salud para sus riñones. Una meta adicional es ayudarlo a superar barreras que lo previenen a conseguir los objetivos de cuidado de salud para sus riñones, dándole conocimiento acerca de las causas y tratamientos de la enfermedad renal. Si entiende las causas y tratamientos de la enfermedad renal, va a tener el conocimiento necesario para reducir el progreso de la enfermedad renal y evitar la necesidad de diálisis o de transplante.

Si tenemos éxito, vamos a salvar la función del riñón y salvar vidas. Trabajando juntos, vamos a poder reducir los gastos de cuidado de salud para usted y su familia y ayudarlos a vivir vidas mucho más sanas y más largas.

VII. Referencias

Brenner & Rector's The Kidney (El riñón), 7th ed. Copyright © 2004 Elsevier

Keith DS, Nichols GA, Gullion, CM, Brown JB, Smith, DH. Longitudinal follow-up and outcomes among a population with chronic kidney disease in a large managed care organization (Seguimiento longitudinal y resultados en una población con enfermedad renal crónica en una gran organización de cuidado manejado). *Archives of Internal Medicine*. Volume 164(6) 22 March 2004 p 659–663

The National Kidney Foundation- Kidney/Disease Outcomes Quality Initiative (NKF-K/DOQI) Clinical practice guidelines for chronic kidney disease: Evaluation, classification, and stratification (Lineamientos de práctica clínica para la enfermedad renal crónica: evaluación, clasificación y estratificación). Am J Kidney Dis 39:S1-S246, 2002 (suppl 1)

VIII. Recursos

American Association of Kidney Patients

3505 East Frontage Road
Suite 315
Tampa, FL 33607
Phone: 1-800-749-2257 or (813) 636-8100
Email: info@aakp.org
Internet: www.aakp.org

Life Options Rehabilitation Program

c/o Education Institute Inc.
414 D'Onofrio Drive
Suite 200
Madison, WI 53711-1074
Phone: 1-800-468-7777 or (608) 232-2333
Email: lifeoptions@medmed.com
Internet: www.lifeoptions.org
www.kidneyschool.org

National Kidney Foundation Inc.

30 East 33rd Street
New York, NY 10016
Phone: 1-800-622-9010 or (212) 889-2210
Email: info@kidney.org
Internet: www.kidney.org

www.ingramcontent.com/pod-product-compliance
Lightning Source LLC
Chambersburg PA
CBHW021235280526
45784CB00005B/2105